BEI GRIN MACHT SICH IHR WISSEN BEZAHLT

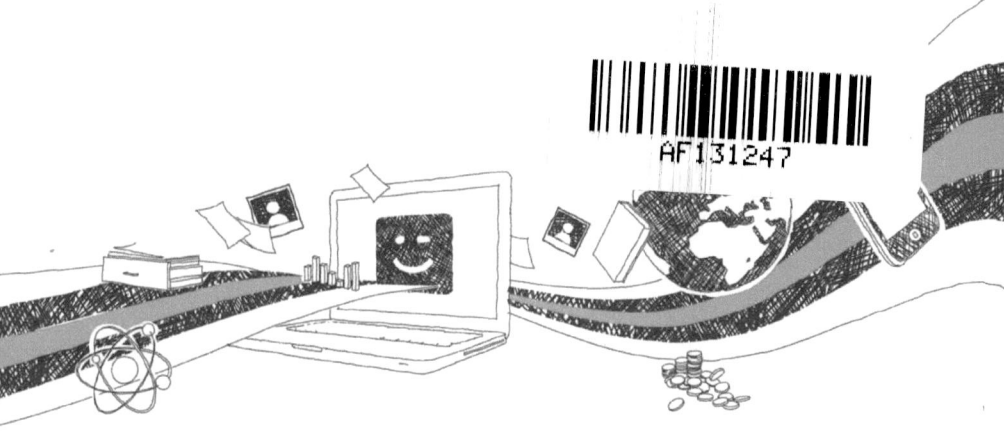

- Wir veröffentlichen Ihre Hausarbeit, Bachelor- und Masterarbeit

- Ihr eigenes eBook und Buch - weltweit in allen wichtigen Shops

- Verdienen Sie an jedem Verkauf

Jetzt bei www.GRIN.com hochladen und kostenlos publizieren

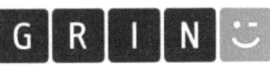

Bibliografische Information der Deutschen Nationalbibliothek:

Die Deutsche Bibliothek verzeichnet diese Publikation in der Deutschen National-
bibliografie; detaillierte bibliografische Daten sind im Internet über http://dnb.d-
nb.de/ abrufbar.

Impressum:

Copyright © 2016 GRIN Verlag, Open Publishing GmbH
Druck und Bindung: Books on Demand GmbH, Norderstedt Germany
ISBN: 9783668348288

Dieses Buch bei GRIN:

http://www.grin.com/de/e-book/344746/unterstuetzende-verfahren-zur-behandlung-
von-sekundaeren-lymphoedemen-mithilfe

Anonym

Unterstützende Verfahren zur Behandlung von sekundären Lymphödemen mithilfe der manuellen Lymphdrainage nach Brustkrebsoperationen

GRIN Verlag

GRIN - Your knowledge has value

Der GRIN Verlag publiziert seit 1998 wissenschaftliche Arbeiten von Studenten, Hochschullehrern und anderen Akademikern als eBook und gedrucktes Buch. Die Verlagswebsite www.grin.com ist die ideale Plattform zur Veröffentlichung von Hausarbeiten, Abschlussarbeiten, wissenschaftlichen Aufsätzen, Dissertationen und Fachbüchern.

Besuchen Sie uns im Internet:

http://www.grin.com/

http://www.facebook.com/grincom

http://www.twitter.com/grin_com

Hochschule Fresenius

Fachbereich: Gesundheit & Soziales

Studienort: Idstein

Studiengang: Physiotherapie

Unterstützende Verfahren zur Behandlung von sekundären Lymphödemen mithilfe der manuellen Lymphdrainage nach Brustkrebsoperationen

Sommersemester 2016

Kurzfassung

Die vorliegende Arbeit behandelt das Thema „Unterstützende Verfahren zur Behandlung von sekundären Lymphödemen mithilfe der manuellen Lymphdrainage nach Brustkrebsoperationen". Ziel der Untersuchung war es eine Salbe zu finden, mit deren Hilfe der Behandlungsprozess eines sekundären Lymphödems beschleunigt werden kann, indem der Wirkstoff der Salbe das Lymphsystem anregt, sodass es zu einem höheren Lymphabtransport kommt. Die Untersuchungen haben ergeben, dass es eine derartige Salbe nicht gibt. Ferner ergaben die Untersuchungen, dass sich die Meinungen verschiedener Autoren zum Thema „Therapie von Lymphödemen" unterscheiden. Während die schulische Medizin als einziges Therapieverfahren die KPE empfiehlt, schreiben Autoren aus dem Bereich der Naturheilkunde, dass sekundäre Lymphödeme sehr erfolgreich mit Kräutern, Salben und anderen Naturheilmitteln geheilt werden können. Des Weiteren brachten die Recherchen deutlich die verschiedenen Meinungen der Parteien hervor. Die Tatsache, dass die beiden Zweige der Medizin, die schulische/moderne Medizin und die Naturheilkunde, sich deutlich voneinander abgrenzen, bringt weitere Probleme hervor, auf die in der Schlussbetrachtung der Arbeit näher eingegangen worden ist.

Abstract

The present bachelor thesis deals with the topic "Supporting method for the treatment of secondary lymphedema using manual lymphatic drainage after breast cancer surgery". The aim of the study was to find an ointment with which the treatment process of a secondary lymphedema can be accelerated by the activating ingredient of the ointment stimulating the lymphatic system, so that there is a higher lymphatic transportation. The investigations have shown that there is not such an ointment. Furthermore, the investigations have revealed that the opinions of various authors differ on the subject. While the academic medicine recommends the KPE as the sole treatment method, other authors from the naturopathy are the opinion that secondary lymphedema can be very successfully cured with herbs, ointments and other natural remedies. Furthermore the researches have revealed the totally different opinions of the parties. The fact that the two branches of medicine, modern medicine and naturopathy, be clearly distinguished from each other, which produces other problems, has been discussed in detail in the Conclusion of the work.

Inhaltsverzeichnis

Abkürzungsverzeichnis

LS	Lymphsystem
LA	Lymphangion
LGS	Lymphgefäßsystem
BGS	Blutgefäßsystem
LO	Lymphorgane
i.d.R	in der Regel
bspw.	beispielsweise
z.B.	zum Beispiel
tägl.	Täglich
LO	Lymphorgane
LK	Lymphknoten
LÖD	Lymphödem

1   Einleitung

Die vorliegende Arbeit behandelt das Themenfeld „Lymphsystem" (LS) und die durch Störungen des LS verursachten Krankheiten. Dabei fokussieren die Untersuchungen dieser Arbeit insbesondere das Auftreten von sekundären Lymphödemen (LÖD) nach Brustkrebsoperationen. Die Untersuchungen, die im Rahmen dieser Bachelorthesis durchgeführt worden sind, wurden in den nachfolgenden Kapiteln dokumentiert. Aus den Ergebnissen der Untersuchungen wurde ein Fazit zur Forschungsfrage gezogen, welches in der Schlussbetrachtung in Kapitel 4.2 niedergeschrieben wurde.

In der Physiotherapie gewinnt die manuelle Lymphdrainage zunehmend an Bedeutung. Dieser treibenden Kraft liegt die zunehmende Zahl der an Lymphödemen erkrankenden Menschen (als Ursache) zugrunde. Die anfänglichen Recherchen, zum Thema „Lymphödeme", brachten die Bedeutung dieses Themenfeldes deutlich hervor. Zudem traten, bereits in den Vorrecherchen und im Zuge der Themenfindung, einige Aspekte hervor, die sehr viele Fragen aufwarfen. Ein Aspekt trat dabei, neben den anderen Aspekten, besonders ins Rampenlicht.

Bei der Recherche nach Therapieverfahren für Ödeme finden sich zahlreiche Autoren, die das Themenfeld der Ödeme, d.h. die verschiedenen Arten von Ödemen, die jeweiligen Entstehungsursachen und Therapieverfahren, umfangreich beschreiben. Vergleicht man die verschiedenen Quellen, so teilen die meisten Autoren die Ansicht, sekundäre Lymphödeme seien prinzipiell chronische Krankheitserscheinungen, die nicht zu heilen sind, allenfalls „nur" so gut wie möglich therapiert werden können. Zudem wird als Therapieverfahren ausschließlich die Komplexe Physikalische Entstauungstherapie (KPE) empfohlen.

Angesichts der Tatsache, dass verschiedene andere Arten von Ödemen, leichter und mittelschwerer Stadien, oftmals mithilfe des Auftragens einer speziellen entzündungshemmenden oder anderweitig wirkenden Salbe geheilt werden können, entstand die Frage, ob es solch eine Salbe auch für den Zweck der Therapie/Heilung eines sekundären Lymphödems geben kann. Eine Salbe, die den Therapieprozess der KPE unterstützt, könnte einen höheren Therapieerfolg erzielen, woraus Patient und Krankenkassen Vorteile ziehen. Zu Anfang der Untersuchungen wurde der Augenmerk besonders auf sekundäre LÖD erkrankte nach Brustkrebsoperationen gesetzt. Die Idee hinter der Wirkung der gesuchten Salbe lässt sich jedoch nicht nur auf die Brustkrebspatienten übertragen, sondern auf alle Personen, die an sekundären Lymphödemen leiden. Deshalb wurden im Folgenden prinzipiell sekundäre LÖD fokussiert, da die Brustkrebserkrankten lediglich eine Teilmenge der gesamten Anzahl der an sekundäre LÖD Erkrankten Personen bilden.

Zur Recherche der benötigten theoretischen Grundlagen wurden verschiedene Quellen herangezogen. Dabei galt die Motivation der Recherche stets dem Sinn der Heilkunde, weshalb vorerst allerlei Quellen wertfrei herangezogen wurden. Zur Unterstützung der Untersuchung, wurden einige Apotheken in Köln aufgesucht und die Mitarbeiter wurden befragt. Die Ergebnisse der Befragungen sind in Kapitel 3.2 dokumentiert.

Die Recherchen, die im Zuge der Untersuchungen der Fragestellung der Bachelorthesis durchgeführt worden sind, haben ergeben, dass es eine solche Salbe nicht gibt. Eine solche Salbe wird nicht in den Apotheken angeboten und in jeglicher anerkannten Literatur zum besagten Thema wird die KPE als einziges Therapieverfahren für sekundäre LÖD empfohlen. Dagegen finden sich in zahlreichen Naturheilkunde Büchern Rezepte zur Selbstherstellung von Salben für sekundäre LÖD.

Ferner ging aus den Recherchen hervor, dass es eine sehr scharfe Grenze gibt, zwischen der modernen Medizin und der Naturheilkunde. Dies führt dazu, dass die Experten beider Bereiche die jeweils andere Seite nicht reichlich würdigen. Aufgrund dieser Trennung der beiden Parteien, gehen viele Potentiale verloren. Beispielsweise gibt es sehr wohl Empfehlungen für Salben und spezielle Kräuterbreis, die man auf die entsprechende Körperpartie auftragen soll. Diese Empfehlungen stammen jedoch von der Seite der Naturheilkunde und werden prinzipiell bei Literatur aus der modernen Medizin vernachlässigt.

Trotz der Tatsache, dass es keine solche gesuchte Salbe gibt, wurde dennoch ein Vorschlag ausformuliert, wie eine solche Salbe hergestellt werden könnte und welche Wirkung diese haben könnte. Des Weiteren wurde ein Vorschlag geliefert, die Debatte zwischen der modernen Medizin und der Naturheilkunde zu besänftigen. In den nachfolgenden Kapiteln, werden die theoretischen Grundlagen sowie die Recherchen und Befragungen vorgestellt.

1.1   Problemstellung und Zielsetzung

Die Problemstellung und die sich daraus ergebende Zielsetzung ergeben sich aus der Tatsache, dass das Thema sLÖD zunehmend an Bedeutung gewinnt, wogegen der Forschungsstand in diesem Bereich zu stagnieren scheint. Einen weiteren wichtigen Aspekt bildet die Tatsache, dass sLÖD prinzipiell als chronische Krankheiten angenommen werden. Demzufolge haben sich die Ärzte und Therapeuten mit der Tatsache zufrieden gegeben, dass sich ein sLÖD nicht heilen lässt, allenfalls nur so gut es geht zu therapieren. Das Ziel der Untersuchungen war es, eine Salbe zu finden, die den Lymphabtransport beschleunigen kann, ohne den KPE Prozess zu behindern oder anderweitig zu belasten.

1.2   Aufbau der Arbeit

Um den Aufbau der Arbeit und damit auch den Argumentationsgang nachvollziehen zu können, soll in diesem Kapitel der Aufbau der Arbeit dargestellt werden. Dies hilft dem Leser einen fließenden Lesefluss aufzubauen. Zudem ist es wichtig einige Grundlagen vorher zu kennen, weil es dann einfacher ist die Schlussfolgerung nachzuvollziehen.

In Kapitel zwei werden die theoretischen Grundlagen erläutert, die für den restlichen Verlauf der Untersuchung von großer Bedeutung sind. Dabei werden zuerst die Grundlagen des lymphatischen Systems, die Entstehung und Therapie von Ödemen bzw. Lymphödemen erläutert. Mithilfe der theoretischen Grundlagen, ist es einfacher die nachträglichen Argumentationsgänge nachzuvollziehen. In Kapitel drei sind die Ergebnisse aus den Studienrecherchen, den Befragungen in den Apotheken und den Literaturrecherchen dokumentiert. Alle Ergebnisse der Untersuchungen wurden in der Schlussbetrachtung in Kapitel vier zusammengefasst und reflektiert, woraus dann anschließend das Fazit der Arbeit gezogen wurde.

2 Theoretische Grundlagen

Das nachfolgende Kapitel behandelt die Grundlagen zu den Themen „Lymphatisches System" und „Sekundäre Ödeme". Aufgrund der Tatsache, dass beide Themenfelder in Literatur und Fachzeitschriften breit umschrieben sind, sind in den nachfolgenden Kapiteln verstärkt die Themenbereiche behandelt worden, die für die Untersuchungen der Arbeit relevant sind. Demnach behandelt dieser Teil der Arbeit im Themenbereich „Lymphatisches System", die Funktionen sowie Funktionsstörungen und deren Folgen. Im Themenbereich „Sekundäre Ödeme" sind die Entstehungsursachen sowie die Behandlungsverfahren von Relevanz und werden daher in den nachfolgenden Kapiteln näher erläutert.

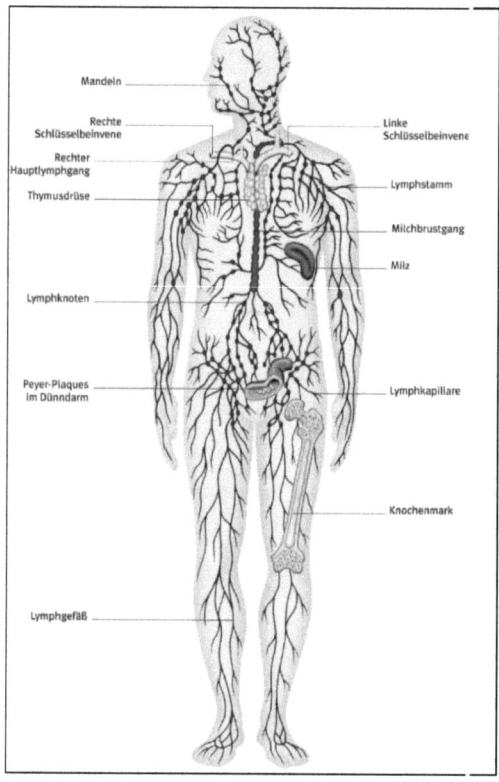

Abbildung 1: Das Lymphatische System mit den verschiedenen Lymphorganen, Lymphbahnen und Lymphknoten. (Quelle: Wissen.de, abgerufen am 17.08.2016)

2.1 Das Lymphatische System

Das „Lymphatische System", auch „Lymphsystem" (LS) genannt, ist ein wichtiger Bestandteil des Immunsystems. In Abb. 1 ist das LS mit den entsprechenden die Lymphorganen und Lymphknoten abgebildet (Földi, 2010). Das LS ergänzt das Blutgefäßsystem (BGS), indem es Körperflüssigkeiten, Blutzellen und Nährstoffe transportiert. Der Name „Lymphsystem" ist aus den lateinischen Begriffen „lympha" (dt. klares Wasser) und „Systema" zusammengesetzt worden, da die Lymphflüssigkeit optisch klarem Wasser ähnelt (Schingale, 2007). Das LS setzt sich aus den „lymphatischen Organen" (Lymphorganen, LO) und dem Lymphgefäßsystem (LGS) zusammen. Die LO lassen sich in primäre und sekundäre einteilen, die im Folgenden näher behandelt werden. Das LGS verbindet die LO miteinander, es besteht aus Lymphbahnen, aus denen sich eine Vielzahl kleinerer Lymphkapillaren blind in das Gewebe verteilen (Herpertz, 2015).

Über die Blutkapillaren, strömen Bestandteile des Blutplasmas und Wasser (fachspr. Interzellurare Flüssigkeit, Gewebswasser) in den Zwischenzellraum (fachspr. Interstitium). Dies dient dazu Nährstoffe und Botenstoffe an die umliegenden Zellen zu verteilen und Abfallstoffe auszuscheiden (Bringezu/Schreiner, 2013). Der Großteil der Flüssigkeit strömt wieder zurück in die Blutkapillaren, zehn Prozent der Flüssigkeit werden über das LGS abgeführt. Dieser Anteil der Flüssigkeit, der durch das LGS abgeführt wird, wird als „lymphatische Last" (auch „Lymphe" genannt) bezeichnet. Die Lymphe wird über die Lymphkapillaren aufgenommen und über die Lymphbahnen wieder zurück ins Blutgefäßsystem, und zwar in die obere Hohlvene, transportiert (Pritschow/Schuchhardt, 2014).

Das LS ist ein wichtiger Bestandteil des Immunsystems, es bildet T- und B-Lymphozyten, weiße Blutkörperchen, die eine wichtige Rolle bei der spezifischen Immunabwehr einnehmen, und transportiert diese zu den „Lymphknoten" (LK). Ein LK ist ein sekundäres Lymphorgan und übernimmt die Filterfunktion des LS. Störungen des LS können demnach zu vielerlei unterschiedlicher Krankheiten führen. Derlei Störungen, die Lymphödeme zur Folge haben, werden im Folgenden näher erläutert (Schneider; Johansson; Wanchai; Morgan, 2006)

2.1.1 Lymphorgane

Die Hauptfunktion der LO ist die Differenzierung und Vermehrung von Lymphozyten, dabei werden primäre und sekundäre LO unterschieden. Die Differenzierung der Vorläuferzellen, der T- und B-Lymphozyten, erfolgt in den primären LO. Diese Lymphozyten werden dann in den sekundären LO mit Antigenen zusammengeführt, wobei eine spezifische Immunantwort, auf einen Fremdkörpereinfluss, ausgelöst wird (Herpertz, 2014).

Primäre LO sind Knochenmark und Thymus, in ihnen erfolgt die Produktion und das Wachstum bzw. die Reifung von T- und B-Lymphozyten. Die Vorläuferzellen der T- und B- Lymphozyten werden im Knochenmark gebildet. Die B-Lymphozyten reifen im Knochenmark, wogegen die T-Lymphozyten zum Thymus wandern, um dort zu reifen (Herpertz, 2014; Bernsen, 2011).

Zu den sekundären LO gehören die Milz, die Lymphknoten, die Mandeln, der Blinddarm und der Peyersche Plaques (letzter Teil des Dünndarms), in ihnen erfolgt die Aktivierung bzw. die Vermehrung von T- und B- Lymphozyten. Die inaktivierten T- und B- Lymphozyten wandern durch den Blutkreislauf, das Gewebe und das LS, weitere sammeln sich in den sekundären LO, wie beispielsweise in LK. Der menschliche Körper zählt im Durchschnitt 600 LK, die die Lymphgefäße unterbrechen, sodass die Lymphe durch sie hindurchfließen muss (Schade, 2016; Gültig/Miller/Zöltzer, 2016).

Trifft ein T-Lymphozyt auf das aktivierende Antigen, so führt dies zur Vermehrung der Lymphozyten und zur Auslösung einer Immunantwort. B-Lymphozyten müssen, zusätzlich zu den Antigenen, auch durch Helferzellen aktiviert werden. Jedes sekundäre LO erfüllt eine spezifische Aufgabe bei der Immunabwehr. Die Mandeln haben die Funktion Keime, die oral eingenommen werden, zu bekämpfen. Der Peyersche Plaques dagegen, die Funktion erfüllt Keime, die sich bereits im Darm befinden, zu beseitigen. (Faller/Schünke, 2012).

2.1.2 Aktiver und passiver Transport der Lymphe

Anders als das BGS, ist das LGS kein Kreislaufsystem. Zudem verfügt das LGS nicht über einen Pumpmuskel, der die Lymphe in eine bestimmte Strömungsrichtung fördert. Der Transport der Lymphe erfolgt sowohl aktiv, mithilfe von „Lymphangionen" (auch

7

„Lymphherzen" genannt, LA), oder passiv, dadurch, dass sich die Lymphgefäße bei körperlichen Betätigungen zusammenziehen (Földi, 2010). In Abb. 2 ist ein LA abgebildet. LA sind stellen mit glatter Muskulatur in der Lymphgefäßwand, die sich zusammenziehen und so die Lymphe in eine bestimmte Richtung befördern. Ein Rückfluss der Lymphe, der durch die Schwerkraft verursacht wird, wird mithilfe von Klappen verhindert, die geschlossen werden und somit ein Rückfließen der Lymphe verhindern. Die LA stehen mit dem vegetativen Nervensystem in Verbindung, welches die Kontraktion der Lymphangionen steuert. In Ruhe, kontrahieren Lymphangionen ca. zehn- bis zwölfmal pro Minute, bei höherem Lymphtransportbedarf, können LA bis zu doppelt so schnell kontrahieren (Zuther/Norton, 2013; Herpertz, 2014)

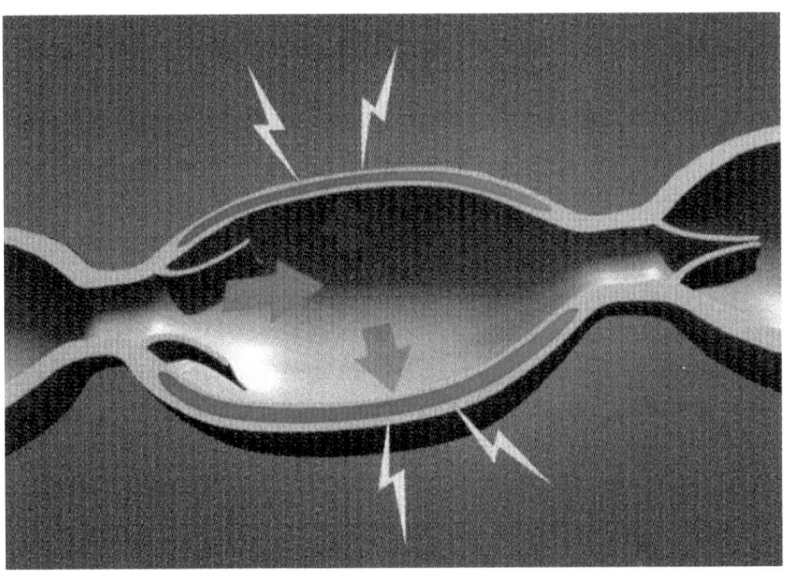

Abbildung 2: Darstellung eines Lymphangions. (Quelle: Physiotherapie Schmidt, abgerufen am 17.08.2016)

2.1.3 Fehlfunktionen des Lymphsystems und Lymphödeme

Aufgrund der Tatsache, dass das LS bei der spezifischen Immunabwehr eine besondere Rolle einnimmt, führen folglich Störungen des LS zum Auftreten vieler unterschiedlicher Krankheiten und einem erheblichen Verlust der Lebensqualität. Immer mehr Ärzte diagnostizieren Fehlfunktionen des LS als Ursache verschiedener Krankheiten. Ein häufiges Phänomen, welches mit einer Fehlfunktion des LS einhergeht, ist die Entstehung von sogenannten „Lymphödemen" (LÖD) (Bernsen, 2011; Huch/Jürgens, 2011). LÖD sind sichtbare Flüssigkeitsansammlungen im Gewebe, welche auftreten, wenn der Flüssigkeitsabtransport durch das Lymphsystem beeinträchtig ist. Dabei werden primäre und sekundäre LÖD unterschieden (Földi, 2010; Herpertz, 2014). Um im Rahmen dieser Arbeit zu bleiben und den Fokus auf die Untersuchung beizubehalten, ist im Folgenden, aus Gründen der Komplexitätsreduzierung, besonders auf das Auftreten von „sekundären Lymphödemen", infolge von Fehlfunktionen des LS, eingegangen worden.

2.2   Ödeme und Lymphödeme

In diesem Kapitel wird das Thema „Ödeme" behandelt. Das Thema „Ödeme" ist sehr breit gefächert, weshalb in diesem Kapitel nur einige wenige wichtige Inhalte vorgestellt wurden. Es ist wichtig ein Verständnis für die Entstehung von Ödemen, insbesondere sekundären LÖD, zu erlangen, um die darauf folgenden Behandlungsverfahren nachvollziehen zu können. Dafür, soll zuerst der Begriff „Ödem" definiert werden. Nach Bringezu und Schreiner (2014) sind Ödeme „(...) unphysiologische Flüssigkeitsansammlungen im Gewebe und in Hohlräumen."

Weitere Definitionen liefern ähnliche Erklärungsansätze, wobei zur Erklärung andere Begriffe verwendet werden. Beispielsweise verwendet Gedigk (1990) die Formulierung: „(...) überreiche Ansammlung [von extraversaler und extrazellulärer] Flüssigkeit in Gewebsspalten (...)"; und Degenhardt (1991): „(...) Einlagerung von Flüssigkeit im interstitiellen bzw. extraversalen [auch extrazellulären] Raum, mit der Folge der Gewebsschwellung." Földi und Kubik (1993), liefern eine Definition im klinischen Sinne, wonach sie ein Ödem wie folgt definieren: „(...) im klinischen Sinne eine Schwellung, die durch die Vermehrung des Flüssigkeitsgehalts im Interstitium verursacht ist und die wir mit Hilfe unserer Sinnesorgane erkennen können, d.h., sie ist sichtbar und tastbar."

Ödeme werden nach ihrem Entstehungsmechanismus klassifiziert. Ödeme können an verschiedenen Orten mit verschiedenen Ausprägungen auftreten. Generalisierte Ödeme treten am ganzen Körper auf und regionalisierte Ödeme nur an einzelnen Körperstellen. Des Weiteren unterscheidet man intrazelluläre Ödeme, solche die in einer Zelle entstehen, und extrazelluläre Ödeme, die im Zwischenzellraum entstehen (Schade, 2016).

9

Als „Lymphödem" bezeichnet man die Ödeme, die durch eine (mechanische) Insuffizienz des LGS hervorgerufen werden, was bedeutet, dass die Flüssigkeit im interstitiellen Raum nicht ausreichend über die Lymphgefäße abgeführt werden kann. Die Folge, der zunehmenden Flüssigkeitsanstauung, ist die Entstehung eines Ödems (Herpertz, 2014).

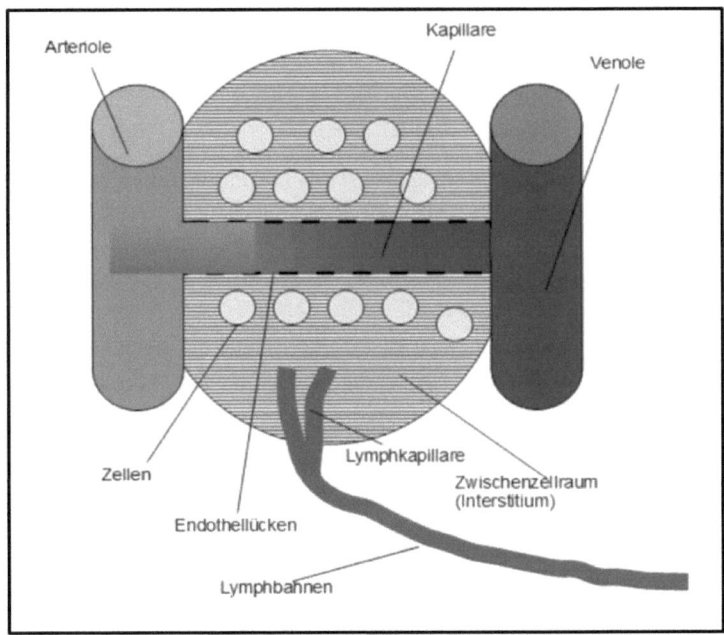

Abbildung 3: Schematische Darstellung der Strukturen der Endstrombahnen auf Mikrogefäßebene. (Quelle: Eigendarstellung nach Herpertz [2014], S. 143)

LÖD können in verschiedenen Körperregionen entstehen, wie beispielsweise Hals, Genitalien, Arme und Beine und werden in primäre und sekundäre LÖD unterteilt. Primäre LÖD sind meist angeboren und fallen i.d.R. symmetrisch aus. Sekundäre LÖD entstehen als Folge äußerer mechanischer Einwirkungen, wie bspw. durch Verletzungen oder Operationen (Schingale, 2007). Nachfolgend werden die pathophysiologischen Grundlagen der Ödem Entstehung erläutert, auf deren Grundlage Behandlungsmethoden abgeleitet werden können, die in der nachfolgenden Analyse von signifikanter Bedeutung sind.

2.2.1 Pathophysiologie der Ödeme

Unter „Mikrozirkulation" versteht die Medizin die Durchblutung kleinster Blutgefäße. Diese Gefäße werden auch „Mikrogefäße" genannt, da sie einen Durchmesser kleiner 100 Mikro Meter haben. Dabei sind „Arteriole", die den Arterien entsprechenden „Mikroarterien" und „Venole", die den Venen entsprechenden „Mikrovenen". Kapillare stellen die verbindende Komponente dar, sie sind der Austauschkanal, zwischen Arteriolen und Venolen (Schneider/Schneider, 2008).

Der Flüssigkeitsaustausch, zwischen Gefäßen und dem Interstitium, findet überwiegend im Gebiet der Kapillaren und Venolen statt. Dieser Flüssigkeitsaustausch, soll im Folgenden näher erläutert werden.

In Abb. 3. sind Mikrogefäße dargestellt. Das linke Gefäß stellt eine Arteriole dar, die über einen Kanal (Kapillare) mit einer Venole (rechtes Gefäß) verbunden ist. Die Kapillarwand ist semipermeabel, d.h., sie ist nur für kleinere Stoffe (kleinmolekulare Stoffe) passierbar. Stoffe mit größerer Molekularstruktur, wie z.B. Eiweiße, können dagegen nicht durch die Wand passieren, da die Kapillarwandlücken, genannt „Endothellücken", zu klein sind. Sauerstoffteilchen und Nährstoffe passieren die Kapillarwände und versorgen die umliegenden Zellen (In Abb. 3 als graue Punkte dargestellt). Dieser Vorgang wird „Filtration" genannt. Der Raum, zwischen den Zellen, ist das Interstitium, der Zwischenzellraum (schraffierter Bereich). Im unteren Teil der Abbildung sind Lymphkapillare dargestellt. Über die Lymphkapillaren wird Flüssigkeit, aus dem Interstitium, in die Lymphbahnen geleitet und abgeführt. Folgende vier Faktoren bestimmen bzw. regulieren den Flüssigkeitsaustausch bzw. das Flüssigkeitsgleichgewicht: der hydrostatische Druck, der onkotische Druck, die Größe der Endothellücken und der Flüssigkeitsabfluss, durch die Lymphgefäße (Herpertz, 2014).

Als **hydrostatischer Druck** wird der Druck bezeichnet, der von der Flüssigkeit im Gefäß auf die Gefäßwand ausgeübt wird. In der gegebenen Darstellung in Abb. 3., ist es der Druck, der von der Flüssigkeit, innerhalb der Kapillarwand, auf die Kapillarwand ausgeübt wird und entspricht in diesem Bereich in etwa dem Blutdruck. Der hydrostatische Druck ist aufgrund der Gravitationskraft in niedrigeren Körperpartien am höchsten (Extremitäten). Der hydrostatische Druck ist für die Filtration von Flüssigkeit, aus der Kapillare, in das Interstitium verantwortlich (Herpertz, 2014; Földi, 2010).

Der **onkotische Druck** ist dem hydrostatischen Druck entgegengesetzt. Er wird durch Proteine und Globuline erzeugt. Ein bekanntes Protein ist dabei Albumin, welches zu groß ist, um die Kapillarwand zu passieren und deshalb innerhalb der Kapillare verbleibt. Um das Flüssigkeitsgleichgewicht auszugleichen wird die Flüssigkeit, entlang des Konzentrationsgradienten, aufgrund der Proteine im Kapillargefäß, in das Kapillargefäß zurückgezogen. Der onkotische Druck zieht Flüssigkeit, aus dem Interstitium, zurück in das Kapillargefäß, dieser Vorgang wird als „Resorption" bezeichnet (Földi, 2010).

Die **Größe der Endothellücken** spielt eine wichtige Rolle beim Flüssigkeitsaustausch zwischen Kapillargefäßen und Interstitium. Vergrößern sich die Durchmesser der Endothellücken, so wird mehr Flüssigkeit in das Interstitium abgegeben. Dabei können, je nachdem welche Vergrößerung vorliegt, auch Stoffe mit größeren Molekularstrukturen filtriert werden (Földi, 2010).

Die aufgrund des hydrostatischen Drucks aus der Kapillarwand in das Interstitium filtrierte Flüssigkeit, wird nur zu 90 Prozent durch den onkotischen Druck wieder zurück in das Kapillargefäß absorbiert. Die verbleibenden zehn Prozent werden durch die **Lymphbahnen** zurück in die obere Hohlvene geleitet (Földi, 2010; Herpertz, 2014).

2.2.2 Entstehung von Ödemen

Nachfolgend werden die wesentlichen Ursachen der Ödem Entstehung vorgestellt. Dabei soll der Fokus auf die Untersuchung der Arbeit beibehalten werden, weshalb ein besonderes Augenmerk auf die Entstehung von Lymphödemen gesetzt wurde. Im vorherigen Kapitel sind die vier Faktoren, die den Flüssigkeitsaustausch und das Flüssigkeitsgleichgewicht zwischen Gefäß und Gewebe bestimmen bzw. regulieren, erläutert worden. Folglich, führen unnatürliche Veränderungen der genannten Faktoren zur Entstehung von Ödemen verschiedener Formen, in verschiedenen Körperregionen. Ein Ödem entsteht, wenn die durch Filtration ins Gewebe abgegebene Flüssigkeit nicht ausreichend abgeführt werden kann und es deshalb zur Flüssigkeitsansammlung im

Gewebe kommt. Dies passiert wenn zu viel Flüssigkeit ins Gewebe abgegeben wird und/oder wenn zu wenig Flüssigkeit aus dem Gewebe abgeführt wird. Die Flüssigkeitszufuhr ins Gewebe wird dabei vom hydrostatischen Druck und von der Größe der Endothellücken bestimmt. Die Flüssigkeitsabfuhr aus dem Gewebe wird vom onkotischen Druck und vom Abfluss der Flüssigkeit über die Lymphgefäße bestimmt (Földi, 2010; Herpertz, 2014; Faller/Schünke, 2012).

Steigt der hydrostatische Druck oder vergrößern sich die Endothellücken, so wird mehr Flüssigkeit, aus den Kapillaren, in das Interstitium abgegeben. Eine Steigerung des hydrostatischen Drucks ist bei Nieren- und Herzkrankheiten, sowie lokalen Venenabflussstörungen, zu beobachten. Wird aufgrund einer Niereninsuffizienz (Nierenschwäche, Nieren Fehlfunktion), über die Nieren, zu wenig Wasser abgeführt, folgt eine Erhöhung des Wassergehalts im Körper, was als „Hyperhydratation" bezeichnet wird. Herzversagen, wie bspw. ein Rechtsherzversagen, führen ebenfalls zur Erhöhung des hydrostatischen Drucks in den Endstrombahnen (Bernsen, 2011; Schade, 2016; Herpertz, 2014).

Beim Rechtsherzversagen, kann, aufgrund des Versagens der Pumpfunktion der rechten Herzhälfte, das Blut nicht mehr genügend in die Lunge weitergefördert werden, es kommt zu einem Rückstau im großen venösen Körperkreislauf. Der Rückstau führt dann zu einer Erhöhung des hydrostatischen Drucks in den Endstrombahnen. Folgen eines Rechtsherzversagens sind z.B. beidseitige Beinödeme und Herzbeutelerguss. Ein Linksherzversagen führt zu einem Rückstau im kleinen „Lungenkreislauf", was ein Lungenödem zur Folge hat. Lokale Venenabflussstörungen, wie beispielsweise bei einer Beinthrombose oder einem Venenklappendefekt, führen zu lokalisierten Ödemen (Bringezu/Schreiner, 2013; Wittlinger, 2009).

Eine weitere Ursache, für die Erhöhung der Flüssigkeit im Gewebe, ist die Vergrößerung der Endothellücken der Kapillarwände. Werden die Kapillarwände durchlässiger, gelangt auch mehr Flüssigkeit ins Gewebe. Dies ist bei einem „Angioödem" der Fall, einer Schwellung der Haut, Schleimhaut und angrenzender Gewebe, welche hauptsächlich im Kopf- und Genitalbereich auftreten. Eine Erweiterung der Endothellücken tritt meist in Form einer allergischen Reaktion oder bei Nebenwirkungen von Medikamenten auf (Herpertz, 2014).

Eine Verminderung des onkotischen Drucks führt ebenfalls zu einer Flüssigkeitsansammlung im Gewebe, da nicht mehr genügend Flüssigkeit in das Gefäß resorbiert wird und die zusätzliche Flüssigkeit nicht durch das Lymphsystem abgeführt werden kann. Das Flüssigkeitsgleichgewicht zwischen Gefäß und Gewebe ist dann zu Gunsten der Filtration verschoben (Földi, 2010; Schingale, 2007). Eine Verminderung des onkotischen Drucks ist auf einen Eiweißmangel zurückzuführen. So führt ein Mangel an „Albumin" Eiweißen im Blut dazu, dass weniger Flüssigkeit, aus dem Interstitium, in die Kapillargefäße gezogen wird. Ursachen für einen Eiweißmangel im Blut sind bspw. eine zu geringe Eiweißaufnahme über die Ernährung, eine verminderte Eiweißsynthese in der Leber, aufgrund einer Lebererkrankung, und ein Eiweißverlust über die Niere oder den Magen-Darm-Trakt (Schingale, 2007; Herpertz, 2014).

Kommt es, aufgrund einer Fehlfunktion der Lymphgefäße, zu einer verminderten Flüssigkeitsabfuhr aus dem Interstitium, bei gleichbleibender lymphatischer Last, entsteht ein LÖD. Ödeme, die auf eine Fehlfunktion des LGS zurückzuführen sind, werden als LÖD bezeichnet. LÖD treten meist lokal auf und werden in primäre und sekundäre LÖD unterteilt (Földi, 2010; Schingale, 2007; Herpertz 2014).

Primäre LÖD sind erbliche LÖD, sie sind Folge einer fehlerhaften Entwicklung des LGS und können sowohl einseitig, als auch beidseitig auftreten.

Primäre LÖD gehören zu den selteneren LÖD Erkrankungen; ungefähr ein Drittel aller LÖD sind primäre LÖD, dennoch machen sie nur etwa zehn Prozent der Fälle aller Lymphödem-Erkrankungen aus. Meist ist das weibliche Geschlecht (mit einem Anteil von etwa 80%) von einem primären LÖD betroffen. Weiterhin treten primäre LÖD vorwiegend (über 90 Prozent) im Bereich der Beine auf. Ursachen primärer LÖD sind bspw. zu enge oder zu breite Lymphgefäße, zu wenig Lymphgefäße, Störungen der Lymphgefäßklappen (Lymphangione) oder eine Fehlanlage der Lymphknoten. Primäre LÖD entwickeln sich meist in Körperfernen Bereichen, wie beispielsweise in den Füßen, und entwickeln sich dann kopfwärts. Der Schweregrad eines primären LÖD wird in vier Stadien beschrieben, die im Folgenden aufgeführt sind (Weingart et. al. 2015; Herpertz, 2014; Földi, 2010).

Stadium 0: Reversible Schwellung an den Zehen und Füßen, ohne Beschwerden.

Stadium I (Latenz): Reversible Schwellung an Füßen und Unterschenkeln, die nicht dauerhaft ausgeprägt ist, die über die Nacht zurückgeht.

Stadium II (Irreversibel): Irreversible Schwellung. Die Schwellung ist dauerhaft ausgeprägt, sie geht nicht über die Nacht zurück.

Stadium III (Elephantiasis): Das vierte Stadium wird als Elephantiasis bezeichnet. Ein irreversibles, extrem ausgeprägtes Ödem mit Hautveränderungen und mit starken Beschwerden für den betroffenen.

Sekundäre LÖD entstehen im Laufe des Lebens, meist aufgrund von mechanischen Einflüssen oder Entzündungen. Ursachen für die Entstehung eines LÖD sind bspw. Operationen, Unfälle, Röntgenbestrahlung, Parasitenbefall und Entzündungen. Betroffene Bereiche sind meist Arme und Beine, wobei das Armlymphödem einseitig auftritt und das Beinlymphödem, in 60 Prozent der Fälle, sich beidseitig entwickelt. Neben Armen und Beinen können auch andere Körperregionen, wie z.b. Hals, Rumpf und Genitalien, betroffen sein (Weingart et. al 2015; Földi 2010). Anders als primäre LÖD, entstehen sekundäre Lymphödeme meist zunächst zentral, d.h. in Rumpfnähe, am Oberarm oder am Oberschenkel. Am häufigsten entsteht ein sekundäres LÖD bzw. ein sekundäres Armlymphödem, als Folge einer Operation in Kombination mit einer Bestrahlung, meist nach einer Brustkrebsoperation.

Bösartige Tumore streuen Metastasen über die Lymphbahnen. Aus diesem Grund können Ärzte, mithilfe einer Untersuchung der Lymphknoten, herausfinden wie weit der Tumor bereits gestreut hat, was wichtig ist, für weitere postoperative Behandlungen (Bernsen, 2011).

Dafür werden einem Patienten, bei einer Brustkrebsoperation, zusätzlich die Achsellymphknoten ausgeräumt, was dann ein Lymphödem zur Folge haben kann. Das Entstehungsrisiko hängt dabei von der angewandten Operationstechnik und von der Anzahl der entfernten Lymphknoten ab. Dank neuer Techniken der Medizin, ist das Entstehungsrisiko für ein sekundäres Armlymphödem nach einer Brustkrebsoperation mit Entfernung von Achsellymphknoten und nachträglicher Bestrahlung von 40 Prozent auf drei Prozent gesenkt worden. Das Auftreten von sekundären LÖD ist ebenfalls nach einer Lymphknotenentfernung und Bestrahlung zu beobachten (Wanchai et. al. 2001; Bernsen, 2011; Földi 2010). Der Grund, für die Lymphknotenentfernung und Bestrahlung, sind meist bösartige Tumore, im Bereich der Becken- und Leistenregion (bspw. Hodentumore bei Männern, Gebärmuttertumore bei Frauen). Weitere, eher seltene Ursachen, für die Entstehung von sekundären Beinlymphödemen, können sein: Krampfaderoperationen, Bypass-Operationen und schwere Knochenbrüche (Herpertz, 2014; Földi 2010). Aufgrund der Tatsache, dass im Rahmen dieser Arbeit, eine Fragestellung mit Bezug auf sekundäre Lymphödeme (nach Brustkrebsoperationen) fokussiert wird, sind im Folgenden Diagnose und Behandlungsmethoden sekundärer Lymphödeme vordergründig behandelt worden.

2.3 Diagnose und Therapie von Ödemen

Eine Diagnose von LÖD erfolgt meist durch die optische Analyse und Beschreibung der Symptome (der Körperpartien) sowie durch Abtasten der betroffenen Körperpartien bzw. durch Überprüfung des „Stemmerschen Zeichens". Die Haut, der betroffenen Körperpartie, fühlt sich beim Abtasten verdickt an, Falten lassen sich nicht abheben und die betroffene Person empfindet bei Druckanwendung kein Schmerzgefühl (Bringezu/Schreiner, 2013; Pritschow/Schuchhardt, 2014). Zudem lässt sich die betroffene Körperpartie nur in frühen Stadien durch Druck eindellen, eine nicht vorhandene Dellbarkeit ist ein Zeichen für ein fortgeschrittenes Stadium (II, III). Das Stemmersche Zeichen ist eine Methode zur Diagnose eines LÖD. Lässt sich die Hautfalte über der zweiten und dritten Zehe oder dem zweiten und dritten Finger nicht abheben, so ist das Stemmersche Zeichen positiv, der Beweis für ein LÖD.

Hier muss jedoch beachtet werden, dass negative **Stemmersche Zeichen kein Beweis für ein nicht Vorhandensein eines Lymphödems** sind, d.h., dass das Stemmersche Zeichen auch negativ positiv sein kann, was bedeutet: das Stemmersche Zeichen ist negativ, aber es liegt dennoch ein LÖD vor (Herpertz, 2014; Földi, 2010; Schingale, 2007).

Um LÖD von venösen Ödemen abzugrenzen, wird die Doppler-Sonographie[1] eingesetzt. Bei diesem Verfahren werden, unter Ausnutzung des Doppler-Effekts, Blutströme hörbar gemacht; sie können auch in Diagrammen abgebildet werden, was bedeutet, dass sie auch sichtbar gemacht werden können. Eine weitere Methode ist das Verfahren der „Lymphszintigraphie". Bei diesem Verfahren wird „Technetium", eine radioaktive Substanz, in die betroffene ödematöse Körperregion eingespritzt. Die Substanz macht die Lymphbahnen und Lymphknoten sichtbar (Herpertz, 2014).

---

[1] Als „Sonographie" wird in der Medizin die Anwendung von Ultraschall zur Untersuchung von organischem Gewebe bezeichnet.

2.3.1 Therapie von Lymphödemen

Wie ein Ödem behandelt wird, hängt von der Art des Ödems, der betroffenen Körperregion und vom Entwicklungsstadium des Ödems ab. In häufigen Fällen werden medikamentöse Behandlungsverfahren eingesetzt, wie z.b. bei Ödem Entstehung aufgrund einer Herzinsuffizienz. Dabei werden entwässernde Medikamente, genannt „Diuretika", verschrieben, die den Körper bzw. die betroffenen Körperregionen entwässern. Bci akutcn Fällen, kann der Arzt das Medikament auch intravenös verabreichen (Bringezu/Schreiner, 2013; Wittlinger et. al. 2009) Weiterhin führen druckbasierte Behandlungsverfahren, wie z.b. eine Kompressionstherapie mit Kompressionsstrümpfen/-bandagen, zu positiven Ergebnissen (Schingale, 2007). Aufgrund der Tatsache, dass sich diese Arbeit mit der Therapie von sekundären LÖD beschäftigt, sollen im Folgenden die Therapieverfahren von (sekundären) LÖD näher behandelt werden. Primäre LÖD stellen nicht den Fokus dieser Arbeit dar, wurden dennoch, aus Gründen der Vollständigkeit, im Folgenden kurz erläutert.

Ein primäres, angeborenes LÖD wird medikamentös behandelt. Eine Heilung von LÖD ist derzeit noch nicht möglich, dennoch können (primäre) LÖD, mit geeigneten Medikamenten und weiteren Verfahren (s.u. KPE), therapiert werden. Der medizinische Dienst der Krankenkassen (2015) schreibt dazu: „Wegen des chronischen Charakters des Lymphödems besteht in der klinischen Praxis das therapeutische Ziel, die Erkrankung in das Latenzstadium (eingeschränkte Transportkapazität ohne Lymphödem) oder zumindest in das Stadium I zurückzuführen und dadurch eine nachhaltige Linderung der Beschwerden zu erreichen." Ferner schreibt der medizinische Dienst der Krankenkassen (2015):

„Neben Beseitigung ggf. vorliegender und behandelbarer sekundärer Ursachen (z.B. Therapie einer Herzinsuffizienz bei Stauungsödem oder operativer Entfernung einer insuffizienten Vene bei Phlebödem) wird primär eine komplexe physikalische Entstauungstherapie (KPE) empfohlen. Diese besteht aus manuellen Lymphdrainagen (MLD)[2] und einer Kompressionstherapie mit speziellen komprimierenden Wechselbandagen bzw. medizinischen Kompressionsstrümpfen, entstauende Bewegungsübungen und Hautpflege." (Weingart et. al. 2015). Unter den angewandten

---

[2] Das Verfahren ist die manuelle Lymphdrainage, der verwendete Plural impliziert verschiedene Körperregionen bzw. mehrere Sitzungen, in denen der Patient mithilfe der MLD behandelt wird.

Medikamenten gibt es rezeptpflichtige und solche, die nicht rezeptpflichtig sind. Rezeptpflichtige Medikamente sind beispielsweise „Dexamethason", „Torasemid", „Furosemid", „Hydrochlorothiazid und Triamteren" sowie „Spironolaceton". Mit nicht rezeptpflichtigen Medikamenten lassen sich Wassereinlagerungen im Gewebe behandeln. Wichtige bekannte nicht rezeptpflichte Medikamente, für die Behandlung eines primären LÖD, sind beispielsweise „Bromelain", „Heparin", „Aescin" und rote Weinlaubblätter, zudem werden weitere unterstützende Maßnahmen, wie Hochlagern, Kühlen und Bewegungstherapie, angewandt, die bemerkbare positive Auswirkungen, auf den Behandlungsprozess der Erkrankung, ausüben (Melchert et. al. 2008; Stehlow, 2012; Siewert, 2003).

2.3.2 Komplexe Physikalische Entstauungstherapie und manuelle Lymphdrainage

Sekundäre LÖD werden nicht medikamentös Behandelt, sondern nur mit der KPE. Wie bereits erwähnt beinhaltet die KPE die MLD und die Kompressionstherapie (KT). Die manuelle Lymphdrainage ist ein physikalisches Behandlungsverfahren, ähnlich einer sanften Massage, das von der Massage jedoch abzugrenzen ist, bei der, der Abfluss der Lymphflüssigkeit durch die Lymphbahnen, mithilfe gezielter Druckbewegungen bzw. Handgriffe, gefördert wird. Vodder und Wittlinger entwickelten die vier Grundgriffe, die bei der MLD zum Einsatz kommen. Mithilfe der Grundgriffe (Abb. 4 bis 7) wird das LS angeregt, sodass ein höherer Lymphabtransport stattfinden kann (Földi, 2010).

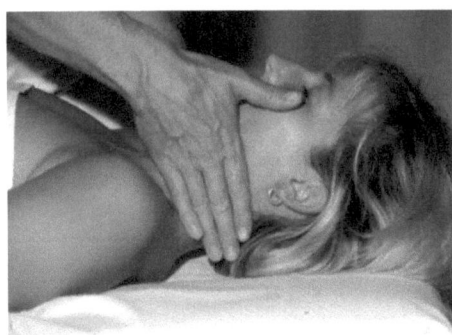

Abbildung 4: MLD Grundgriff Stehender Kreis nach Vodder (Quelle: Bringezu/Schreiner, 2014, S. 81)

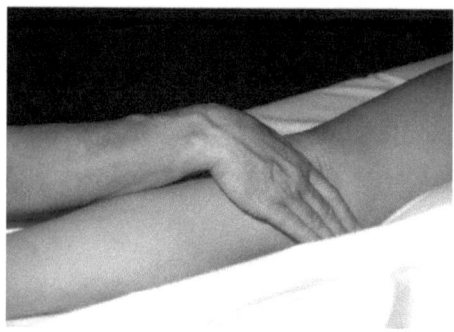

Abbildung 5: MLD Grundgriff Pumpgriff nach Vodder. (Quelle: Bringezu/Schreiner, 2014, S. 81)

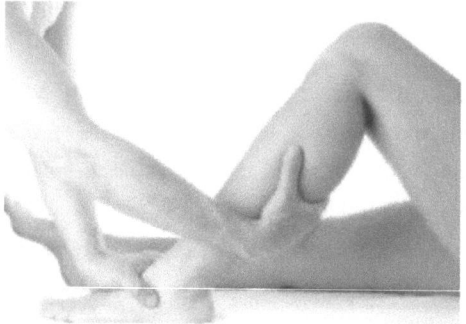

Abbildung 6: MLD Grundgriff Schöpfgriff nach Vodder. (Quelle: Bringezu/Schreiner, 2014, S. 104)

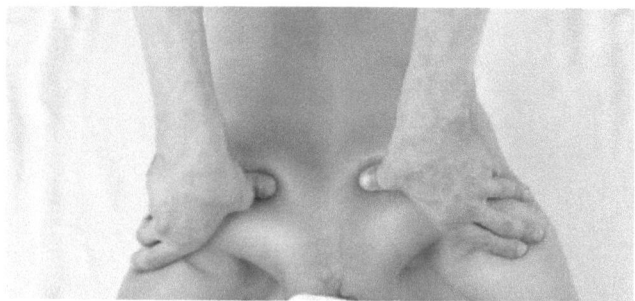

Abbildung 7: MLD Grundgriff Drehgriff nach Vodder. (Quelle: Bringezu/Schreiner, 2014, S. 107)

Mithilfe der MLD wird die Aktivität der Lymphgefäße verstärkt, was zu einer Erhöhung der Lymphtransportkapazität führt. Dies wird bspw. dadurch bewerkstelligt, dass bei der MLD die Pumpfrequenz der LA (in Ruhe etwa zehn bis zwölf Schläge pro Minute) auf beinahe das Doppelte erhöht wird (20 Schläge pro Minute). Zudem fördert eine dauerhafte und regelmäßige Behandlung die Ausbildung funktionsfähiger neuer Wege in der Haut. Bei bereits fortgeschrittenen Lymphödem-Stadien wird darüber hinaus auch eine geeignete Kompressionsbandage (Kompressionsverband, Kompressionsstrumpf) an der betroffenen Körperpartie angebracht, um ein Rückfließen der Lymphe zu verhindern (Bringezu/Schreiner, 2013; Gültig et. al. 2016).

Die KPE ist das bevorzugte Verfahren zur Behandlung von LÖD (besonders sekundären LÖD), da keine Medikamente verwendet werden, weshalb auch keine medikamentösen Nebenwirkungen auftreten können. Des Weiteren wird bei der MLD kein Gewebe pathologisch entfernt (Fachbegriff: reseziert). Demnach wird bei der KPE eine Rekonstruktion angestrebt; man versucht die betroffenen Körperregionen auf natürliche Weise von ihrer Störung zu befreien. Die MLD ist demnach ein „rekonstruktives Verfahren" (Weingart et. al. 2015) In einigen Fällen, kommen auch resezierende Verfahren zum Einsatz, bei denen pathologisch verändertes Gewebe, welches bspw. den Abfluss der Lymphe verhindert, chirurgisch entfernt wird, dieses Verfahren wird „Liposuktion" genannt. Resezierende Verfahren werden jedoch größtenteils als nachranging bzw. als Reservetherapien betrachtet, da versucht wird, die gegebenen Symptome nachhaltig und auf natürlichem Wege zu therapieren. Warum bei sekundären Lymphödemen keine Medikamente verwendet werden, ist weiterhin damit begründet, dass entwässernde Medikamente dem Körper (der betroffenen Körperpartie) zwar Wasser entziehen, die Eiweiße jedoch nicht, diese können nur über das Lymphsystem abgeführt werden. Wird demnach Flüssigkeit aus dem Interstitium abgezogen, bleibt ein Überfluss an Eiweißen (z.B. Albumin) im Interstitium zurück. Das überschüssige Eiweiß zieht dann wieder verstärkt Flüssigkeit in das Interstitium, weshalb die Schwellung weiter bestehen bleibt. Aus diesem Grund wird bei sekundären LÖD die KPE angewendet (Weingart et. al. 2015; Herpertz, 2014; Földi, 2010).

Weitere Therapiemethoden, die in Literatur zum Thema: „Naturheilmittel" beschrieben werden, beziehen sich auf verschiedene Kräuter, die meist in flüssiger Form oral, z.B. in einem Tee, eingenommen werden und die zur Therapie von LÖD beitragen sollen

(Treben, 1980; Siewert, 2003; Stehlow, 2012). Zudem wird auch die Akupunktur als ein effektives Verfahren empfohlen, womit eine Anregung des Lymphsystems und damit eine erhöhte Lymphtransportkapazität erzielt werden kann. Des Weiteren werden Aroma Essenzen, wie z.b. Knoblauch, Rosmarin, Salbei, Zwiebeln, Fichte und weitere, beschrieben, die oral eingenommen werden und positive Einflüsse auf den Behandlungsprozess von LÖD ausüben sollen (Treben, 1980; Kämmerer, 2008; Pirlet, 2003). Das Ziel solcher alternativen Behandlungsmethoden ist meist das LS zu reinigen, weil es häufig vorkommt, dass das LS verschmutzt ist, d.h., dass es Aufgrund von Ablagerungen von Abfallprodukten, an der Lymphgefäßinnenwand, zur Gefäßverengung gekommen ist. Das zweite Ziel ist meist, das Lymphsystem anzuregen, sodass die Schlagfrequenz der LA erhöht wird, wodurch mehr Flüssigkeit abtransportiert werden kann (Treben, 1980; Kämmerer, 2008).

Die Hautpflege ist ein wichtiger Bestandteil der LÖD Therapie, insbesondere bei höheren Stadien des LÖD, bei denen es zu irreversiblen Veränderungen der Haut, in Form von Bindegewebsveränderung, Rissbildung und Fibrosen, kommt. Die Literatur, die die Hautpflege bei der Behandlung von LÖD thematisiert, fokussiert die Pflege der Haut bzw. die Behandlung der Fibrosen und Rissbildungen (Weingart, 2015; Herpertz, 2014, Földi, 2010). Trotz der Tatsache, dass verschiedene Quellen, neben der Lymphdrainage, auch unterstützende Maßnahmen zur Behandlung von Lymphödemen, mithilfe von (Salben und) Kräutern, thematisieren, werden solche alternative bzw. unterstützende Methoden vom Großteil der Autoren nicht ausreichend in Betracht gezogen. Im folgenden Kapitel werden unterstützende Maßnahmen vorgestellt, die aus der Literatur und aus der Webpräsens einiger ausgewählter Apotheken und Online Apotheken zusammengetragen wurden.

3 Research

Im Laufe der Untersuchungen und der Suche nach einer geeigneten Salbe, die die gewünschten Funktionen erfüllt, sind einige wichtige Erkenntnisse gezogen worden, die im Folgenden näher erläutert werden. Zur Recherche wurden verschiedene Quellen herangezogen, darunter auch Apotheken und Online Portale wie Pubmed, cochraine, findit und weitere. Trotz der Tatsache, dass diese Arbeit besonders das Thema „Salben" fokussiert, wurden andere Medikamente, sowie Kräuter und ähnliche Heilmittel, aus Gründen der Vollständigkeit, ebenfalls aufgeführt.

3.1 Studienrecherche zum Schlagwort „Lymphödeme"

Bei der Suche nach Studien zum Thema LÖD, in den Online Portalen „Pubmed", „cochraine", „Wiley" und „findit", finden sich zahlreiche Studien unter dem Stichwort „Lymphödem" bzw. die englische Übersetzung. Die Studien fokussieren jedoch größtenteils präventive Maßnahmen, psychische Therapie und Betreuung sowie die Aufklärung des Patienten im Krankheitsfeld. Unter den Studien findet sich keine, die Salben thematisiert bzw. die den Therapieerfolg eines sekundären LÖD mithilfe einer besonderen Salbe überprüft (Wanchai et. al. 2011; Johansson et. al. 2003; Morgan et. al. 2011; Watts/Davies, 2016).

3.2 Befragung in Apotheken

Den beschränkten Zeitraum beachtend, der für die Durchführung der Untersuchungen zur Verfügung stand, wurden vorab der Recherche drei Apotheken aufgesucht, um einen ersten Einblick vom Fachmann/Fachfrau zu Thema LÖD zu erhalten.[3] Befragt wurden ausschließlich Apotheken in Köln, und zwar in Köln Ehrenfeld, im Stadtzentrum und am Kölner Hauptbahnhof. Im Folgenden werden der Aufbau sowie die Ergebnisse der Befragungen vorgestellt.

3.2.1 Aufbau der Befragungen

Sowohl die Befragten, als auch die Instanz für die sie arbeiten, sollten auf eigenen Wunsch der Befragten anonym bleiben.

---

[3] In jeder Werbung und auf jeder Packungsbeilage ist stets zu lesen: „Bei Risiken oder Nebenwirkungen, fragen sie ihren Arzt oder Apotheker."

Die Aussagen der Befragten durften jedoch für diese Arbeit mit einbezogen werden. Diese Befragung kann von jeder Person reproduziert werden, indem diese eine Apotheke aufsuchen und den Apothekern die unten aufgeführten Fragen stellen. Jede Befragung wurde auf dieselbe Weise begonnen, wie im Folgenden aufgeführt.

1. Begrüßung und Vorstellung

„Hallo, mein Name ist Tarek Noureldin. Ich schreibe zurzeit meine Bachelorthesis, die das Thema sekundäre Lymphödeme behandelt. Ich wollte mir daher einige Informationen vom Fachmann einholen."

2. Erklärung des Anliegens

„Ich möchte mich über ein Medikament informieren bzw. fragen ob es dieses Medikament in der Apotheke zu kaufen gibt. Ich suche nach einer Salbe, die man ergänzend, neben der KPE, für die Behandlung eines sekundären Lymphödems, auch höherer Stadien, verwenden kann. Genau genommen, suche ich eine Salbe, die das LGS anregt bzw. angeregt lässt, sodass das es, wenn man die Salbe nach der manuellen Lymphdrainage aufträgt, dadurch, dass sie das Lymphsystem weiter anregt, bewirkt wird, dass die Lymphangione über einen längeren Zeitraum mit einer höheren Schlagfrequenz weiterpumpen, auch wenn der Kompressionsverband bereits angebracht ist."

3.2.2 Ergebnisse der Befragungen

Die qualitativen Ergebnisse, der Befragungen der ApothekerInnen, werden in diesem Kapitel vorgestellt. Die verschiedenen Befragungen und die Ergebnisse dieser sind in diesem Kapitel, in Abschnitte gegliedert, aufgeführt. Ferner wurden vereinzelt Aussagen, die für die Untersuchung der Arbeit von besonderer Relevanz sind, in Zitatform wiedergegeben. Aus den Ergebnissen der Befragungen, lassen sich zentrale Aussagen, für die Schlussfolgerungen der Arbeit, ableiten.

1. Ergebnisse der ersten Befragung: Apotheke in Köln Ehrenfeld

Auf die Frage nach der gesuchten Salbe reagierte *Befragte eins* mit der Antwort: „So etwas führen wir nicht. Es gibt Tropfen und Tabletten, aber keine Salben."

Auf ein weiteres Nachfragen, schaute *Befragte eins* im Firmencomputer nach und fand die Salbe „Lymphdiaral" von der Firma „Pascoe". Sie kommentierte dies jedoch mit:

„Aber, das ist eine homöopathische Salbe, von der Firma *Pascoe*, die stellen homöopathische Medikamente her."[4]

Alles in allem, gab *Befragte eins* zu, sich im besagten Themenfeld nicht ausreichend auszukennen und las deshalb die Informationen aus dem Firmencomputer heraus, um keine Fehlinformation zu geben. Ihre abschließende Aussage war: „Sie sind der erste, der mich nach so etwas fragt."

2. Ergebnisse der zweiten Befragung: Apotheke in Köln Stadtzentrum

Auf die Frage nach der gesuchten Salbe reagierte *Befragte zwei* mit der Antwort: „Nein, so etwas ist mir nicht bekannt."

Auf ein weiteres Nachfragen, blieb die Antwort gleich: „Nein, Tropfen, aber keine Salben." Die Antwort von *Befragte zwei* war somit entschieden.[5]

Nachdem die Antwort von *Befragte zwei* endgültig war, wurde sie auf das Medikament „Lymphdiaral Salbe" von der Firma „Pascoe" angesprochen. *Befragte zwei* wendete sich daraufhin ihrem Firmencomputer zu und suchte nach besagtem Medikament und wurde fündig. Die Aussage von *Befragte zwei* dazu war: „Ja, aber *Pascoe* halt, ja die stellen sowas her. Ja, scheinbar gibt es doch so eine Salbe, von der Firma *Pascoe*."

3. Ergebnisse der dritten Befragung: Apotheke am Kölner Hauptbahnhof

Auf die Frage nach der gesuchten Salbe reagierte *Befragte drei* mit der Antwort: „Nein, so etwas ist mir nicht bekannt. Die Behandlung eines sekundären LÖD erfolgt in der Regel mit der KPE bzw. MLD, Kompressionstherapie und Hautpflege. Es gibt Salben für die Hautpflege, aber solche, wie diese, die Sie suchen, ist mir nicht bekannt."

Auf ein weiteres Nachfragen, blieb Befragte drei bei ihrer Meinung und entgegnete: „Ich arbeite hier seit 20 Jahren und ich wurde in diesen 20 Jahren nicht ein einziges Mal nach einer derartigen Salbe gefragt.

---

[4] Kommentar: Befragte eins deutete dabei mit der Mimik Misstrauen an.
[5] Kommentar: Befragte zwei verstand das Anliegen sofort und konnte die Frage, sowie ihre Berechtigung, nachvollziehen.

3.3 Literatur- und Online-Recherche nach Salben zur Behandlung von sekundären Lymphödemen

Neben der Salbe „Lymphdiaral" von der Firma „Pascoe", wurde versucht auch weitere Quellen bzw. Hersteller zu finden, die ähnliche Produkte herstellen oder ähnliche Produkte empfehlen. Neben der anerkannten medizinischen Literatur, ist auch Literatur aus dem Bereich der Naturheilkunde hinzugezogen worden. Die Ergebnisse der Literatur- und Internet-Recherche sind im Folgenden aufgeführt.

Die genauere Untersuchung des Produktes „Lymphdiaral", von der Firma „Pascoe", hat ergeben, dass die genannte Salbe nur für Infekte im Hals-Nasen-Ohren Bereich, die aufgrund einer Störung des Lymphsystems auftreten, empfohlen wird. Weiterhin schreibt die Firma „Pascoe", dass die Salbe das Lymphsystem, neben der Manuellen Lymphdrainage, zusätzlich unterstützen kann, der genaue Wirkmechanismus wird jedoch nicht erläutert. Neben zahlreichen Salben, die für die Behandlung von leichten bis mittelschweren Schwellungen empfohlen werden, werden jedoch keine für sekundäre LÖD angeboten.

Passend zu den Informationen, die aus den Befragungen in den Apotheken hervorgegangen sind, werden auch in der medizinischen Fachliteratur, die das Thema behandelt, keine Salben als unterstützende Maßnahme zur KPE genannt bzw. in Erwägung gezogen. Sowohl medizinische Verbände, wie zum Beispiel der medizinische Dienst der Krankenkassen, als auch einzelne Autoren beschreiben die KPE als die einzige Therapiemaßname bei sekundären Lymphödemen.

In der Naturheilkunde werden Kräuter, wie Labkraut, Spitz- und Breitwegerichblätter, die auch in Salbenform bzw. als Brei aufgetragen werden können, empfohlen. Nach Treben (1980), sollen diese bei Wassersucht und Lymphdrüsenerkrankungen (auch derer, die nach Operationen auftauchen) positive Wirkungen zeigen. Dabei wurden von Treben (1980) nicht immer die genauen Wirkmechanismen der Heilkräuter beschrieben, sondern mehr was diese bewirken, beispielsweise schrieb Treben (1980) dem Labkraut die reinigende Funktion des Lymphsystems zu (Treben, 1980). Im Zusammenhang mit der Behandlung von Lymphdrüsenerkrankungen, beschrieb Treben bereits im Jahr 1980 die heilende Wirkung von Ringelblumen-Salbe, Majoran Öl und Johanniskraut Öl.

Die Rezepte, für die Zubereitung dieser Salben, sind in Treben (1980) in Kapitel „Lymphdrüsenerkanungen" zu finden (Treben, 1980). Zu schwerwiegenden Lymphödemen (Elephantiasis) nach Operationen, schrieb Treben (1980) folgendes:

„Nun kommt es bei bösartigen Lymphdrüsenerkrankungen sehr häufig zu harten Arm- oder Beinanschwellungen, der sogenannten Elefantiasis. Arme oder Beine beginnen stark zu schwellen, werden gefühllos und hart (...). In diesem Falle kann man die oben angeführten Blätterbreiauflagen, von den Drüsen angefangen, auflegen, der Brei kann jedoch auch noch die angeschwollenen Stellen bedecken. Ganz einmalig sind jedoch in einem solchen Fall die Blätter des Wiesenbärenklaues, eines ausdauernden Doldengewächses (Im Volksmund auch Scharling, Kaiserwurz oder Bärentatzen genannt), das auf Wiesen, feuchten Schutthalden, Weiden, Rainen und schattigen Gebüschzonen mit weißlichen, manchmal hellrosa schimmernden Blüten zu finden ist. Die Pflanze überragt mit ihren fünf- und mehrzackigen, klauen- und tatzenähnlichen Blättern die übrige Vegetation auf Wiesen und Rainen. (...). Die Blätter werden in größerer Menge gepflückt, gewaschen und im feuchten Zustand zerwalkt, über Nacht aufgelegt und gut verbunden. Sie bringen dem Kranken wie durch ein Wunder Erleichterung in seiner hoffnungslosen Lage."

In weiterer Literatur aus dem Bereich der Naturheilkunde finden sich zahlreiche Maßnahmen zur Behandlung von (sekundären) LÖD, wie z.B. mithilfe von Cantharidenpflaster, Enzymtherapie, Blutegeltherapie, Reflexionstherapie und weiteren, die jedoch nicht den Gegenstand dieser Arbeit bilden und daher nicht weiter behandelt werden sollen (Schmiedel/Augustin, 2012). Neben Treben 1980, haben weitere Autoren Werke der Naturheilkunde herausgebracht. Diese Werke fokussieren verschiedene Bereiche, bspw. fokussiert Kämmerer (2008) die Wirkmechanismen der Naturheilkunde und Pirlet (2003) das Prinzip der Auslese der Proteine. In beiden Werken finden sich Maßnahmen, die nicht primär auf die Behandlung von sekundären Lymphödemen bezogen werden, jedoch zur Behandlung von sekundären Lymphödemen hinzugezogen werden könnten.

4 Schlussbetrachtung

Die Schlussbetrachtung der Arbeit ist in mehrere Abschnitte unterteilt. Zuerst sollen die Erkenntnisse der vorangegangenen Kapitel zusammengefasst werden. Anhand der Ergebnisse aus der Zusammenfassung, soll ein Fazit für die Arbeit ausformuliert werden. Die sich aus dem Fazit ergebenen offenen Fragen, werden im letzten Abschnitt der Schlussbetrachtung genannt, welche in weiteren Arbeiten aufgegriffen und näher behandelt werden können.

4.1 Zusammenfassung

In diesem Kapitel werden die Ergebnisse der vorangegangenen Kapitel zusammengefasst. Dabei sollen die Ergebnisse der Studienrecherchen, der Befragungen in den Apotheken, der Literaturrecherchen und der Internet-Recherchen für ein abschließendes Fazit zusammengetragen werden. Gegenstand dieser Arbeit war die Suche nach einer unterstützenden Maßnahme zur Therapie von Lymphödemen, mithilfe von Salben. Die Motivation für die Untersuchung war der Gedanke, ob nicht das Auftragen einer Salbe, auf die entsprechende Körperpartie, den Therapieprozess eines sekundären LÖD beschleunigen könnte, indem das Lymphsystem durch den Wirkstoff der Salbe angeregt wird. Dadurch sollte erzielt werden, dass ein Patient, der eine MLD Therapie erhalten hat, in der das Lymphsystem angeregt wird mehr Flüssigkeit abzutransportieren, eine Salbe auf das LÖD aufträgt, die das Lymphsystem weiterhin anregt, auch wenn bereits der Kompressionsstrumpf (-verband) angebracht worden ist. Mit einer solchen unterstützenden Maßnahme, ergänzend zur KPE, wäre es möglich einen höheren Therapieerfolg zu erzielen.

Die Studienrecherchen, nach den Schlagwörtern „Lymphödem" und „lymphatic oedema", in den Online Datenbanken „Pubmed", „Cochraine", „Pedro", „Medline" und „findit", haben zum Ergebnis gebracht, dass die Themen „Lymphsystem" bzw. „sekundäre Lymphödeme", seriös behandelt werden und viele Institutionen beständig neue Studien durchführen, um den Therapieprozess von sekundären Lymphödemen kontinuierlich zu verbessern. Allerdings fokussieren die Studien größtenteils Themen, wie z.B. die psychische Therapie bei LÖD erkrankten, das Bewältigen des Alltags mit der Krankheit, den Therapieerfolg bei angemessener Aufklärung des Patienten über die Krankheit und den Therapieprozess sowie den Erfolg von Bewegungstherapie.

In den Datenbanken waren keine Studien zu finden, bei denen der Erfolg der Behandlung mithilfe einer LS anregenden Salbe untersucht worden ist.

Die Ergebnisse aus den Befragungen der ApothekerInnen haben ergeben, dass eine solche Salbe i.d.R. nicht verkauft und auch nicht angefragt wird. Gleichwohl äußerten zwei der drei Befragten Verwunderung über die Tatsache, dass solch eine Salbe nicht verkauft wird. Die Salbe „Lymphdiaral" wurde lediglich auf mehrfaches Nachfragen und anschließender Suche im Firmencomputer gefunden, was darauf deutet, dass diese bei den Apothekern nicht sehr bekannt ist. Weiterhin zeigten sich alle Befragten, der homöopathischen Salbe sowie der Firma „Pascoe" gegenüber, skeptisch.

Die Recherche in den medizinischen Fachbüchern hat ergeben, dass in der schulischen Medizin weitestgehend auf die KPE verwiesen wird. Unterstützende Maßnahmen werden zwar genannt, beziehen sich jedoch meist „nur" auf die Bewegungstherapie und die psychische Betreuung des Patienten. Darüber hinaus, wird in der schulischen Medizin das Krankheitsbild eines sekundären Lymphödems als chronisch dargestellt, demnach sei es nicht möglich ein sekundäres LÖD dauerhaft zu heilen, sondern lediglich den gesunden Zustand bestmöglich anzustreben. Jeder Autor, der das Themenfeld „Lymphsystem" bzw. „Lymphödeme" behandelt, hebt die besondere Wichtigkeit dieser hervor, insbesondere begründet mit der Tatsache, dass das Lymphsystem erst jüngst entdeckt worden ist, woraus folgt, dass es noch ein wenig erforschtes Feld darstellt. Weiterhin äußern viele Autoren Kritik gegenüber der Tatsache, dass das Feld des Lymphsystems nicht ausreichend gewürdigt wird. Dies hat den Grund, dass immer mehr Ärzte, in der heutigen Zeit, viele Krankheitsursachen auf eine Störung des Lymphsystems zurückführen. Diese Kritik findet sich daher auch in der Tatsache wider, dass bspw. noch keine Forschungen, im Themenfeld „Unterstützung der Therapie von sekundären Lymphödemen mithilfe von Salben", durchgeführt worden sind.

In Literaturquellen aus dem Bereich der Homöopathie und Naturheilkunde werden verschiedene Verfahren, abseits der KPE, genannt, die zur Behandlung von sekundären Lymphödemen herangezogen werden können. Dabei wird von den verschiedenen

Autoren nicht expliziert geäußert, dass das Krankheitsbild eines sekundären LÖD chronisch sein muss. In den Kapiteln, die die Themen „Lymphsystem", „Lymphdrüsenkrankheiten" sowie „primäre und sekundäre Lymphödeme" behandeln, werden die Krankheitsbilder dargestellt und Mittel empfohlen, die bei verschiedenen Erscheinungen der Krankheiten zur Therapie verwendet werden können. Unter den Therapieverfahren finden sich auch Rezepte für die Zubereitung von Salben bzw. Breis, die bei der Therapie von Lymphödemen (bis zum Stadium der Elephantiasis) „Wunder" bewirken sollen. Diese und weitere Verfahren, wurden in Kapitel 3.3 genannt bzw. es wurde auf die entsprechenden Kapitel der Quellen verwiesen.

4.2 Fazit

Das Fazit dieser Arbeit soll dazu dienen, die Erfahrungen sowie die Ergebnisse aus den Untersuchungen zu reflektieren und zu bewerten. Die sich aus den Untersuchungen ergebenden offenen Fragen, können in nachfolgenden Arbeiten aufgegriffen und bearbeitet bzw. erweitert werden. Darüber hinaus beinhaltet das Fazit maßgebliche Erkenntnisse, die abseits der Untersuchung der Themenfelder der zentralen Forschungsfrage, erschlossen worden sind. Es ist von signifikanter Bedeutung, dass die Erkenntnisse der Untersuchungen neu aufgegriffen und weiter untersucht werden.

Bei der Erarbeitung der Grundlagen für die Untersuchung der Forschungsfrage, stießen bereits erste Auffälligkeiten hervor, die am Anfang der Untersuchungen nebensächlich erschienen, sich jedoch im Verlauf der Erarbeitung der Kenntnisse als immer bedeutsamer erwiesen. Die wichtigste dieser Auffälligkeiten, auf der die restlichen „sekundären" Auffälligkeiten basieren, ist, dass es eine sehr scharfe Trennung gibt, zwischen der heutigen modernen Medizin, welche auch im Volksmund vermehrt als „schulische Medizin" bezeichnet wird, und der Naturheilkunde, aus der sich weitere Felder, wie z.B. die Homöopathie, die Kräuterheilkunde und weitere Felder der Naturmedizin, abspalten. Auffällig ist auch, dass diese zwei Wissensbereiche, die in der Vorstellung zwar zusammen gehören sollten, sich in ihrer Philosophie, Inhalt und Konsistenz gänzlich entgegenstehen. Die Situation ähnelt einem Streit, bei dem die eine Partei auf ihr Recht beharrt und die andere Partei als die falsche verurteilt. Diese Haltung ist bei beiden Parteien in diesem Disput zu erkennen. Das Paradoxe an diesem Streit ist jedoch, dass es die schulische Medizin zu sein scheint, die die Naturheilkunde gänzlich verleugnet. Paradox ist dies daher, da die schulische Medizin der Naturmedizin entsprungen ist. Angesichts der Tatsache, dass die schulische Medizin, gegenüber der Naturheilkunde, eine junge Wissenschaft darstellt, deren Wurzeln auf der Naturmedizin basieren. Demnach scheint es so, als wäre die schulische Medizin der Naturmedizin entsprungen und hat dann begonnen ihre Wurzeln gänzlich zu vergessen und zu verleugnen. Als Grund dafür wird häufig das Argument genannt, dass die Naturheilkunde kein Wissenschaftliches Feld sei, weshalb diese auch nicht als eine Wissenschaft betrachtet werden kann. Welche Voraussetzungen gegeben sein müssen, damit ein Wissensfeld als Wissenschaft bezeichnet werden kann, soll nicht den Gegenstand dieser Schlussbetrachtung darstellen. An dieser Stelle soll lediglich, im Sinne der Heilkunde, darauf verwiesen werden, dass alle Meinungen, Perspektiven und Verfahren herangezogen werden müssen, wenn es um die Gesundheit des Patienten geht. In der Heilkunde gilt: **Alles ist richtig, solange es den Zweck der Heilung erfüllt.**

Die Tatsache, dass die Ursprünge der Naturheilkunde tief in die Vergangenheit der menschlichen Zivilisation reichen sowie, seither bis heute, ihren Zweck erfüllt haben, bezeugt die Bedeutung der Naturheilkunde als gleichgestellte und ernstzunehmende Wissenschaft. Demnach wurde diese auch im Zusammenhang mit der Untersuchung der Forschungsfrage als gleichgestellte Wissenschaft angenommen. Aus der Verbindung der Naturmedizin und der schulischen Medizin, wenn diese als Einheit betrachtet werden, lassen sich maßgebliche Schlussfolgerungen, aus den Vorangegangenen Untersuchungen, ziehen. Aus den Untersuchungen, die sich aus den Befragungen von Fachkräften und einer umfangreichen Studien- und Literaturrecherche zusammensetzen, haben sich folgende Schlussfolgerungen ergeben, die im Folgenden zusammengetragen sind.

Die Untersuchungen haben in erster Linie ergeben, dass solch eine Salbe, deren Wirkstoff das Lymphsystem anregt, von keinem Hersteller produziert wird. Die einzige, in verschiedenen Quellen genannte, Salbe „Lymphdiarial" von der Firma „Pascoe", ist die einzige Salbe, die in diesem Zusammenhang zu finden ist. „Lymphdiaral" wird jedoch, vom Hersteller „Pascoe", lediglich bei Hals-Nasen-Ohren Infekten empfohlen und stellt daher nicht primär das gesuchte Produkt dar. Andere Quellen beschreiben dagegen sehr genau Zubereitungsrezepte für Salben und Breie, die auf die entsprechende Körperpartie aufgetragen werden und die Symptome, innerhalb kürzester Zeiten, beheben sollen. Dabei macht es keinen Unterschied in welchem Stadium sich das LÖD befindet, denn nach Treben (1980) sollen spezielle Salben und Breie, die von ihr bereits im Jahr 1980 beschrieben worden sind, signifikant positive Auswirkungen haben, und zwar auch im Stadium der Elephantiasis. Des Weiteren wurde bei den Untersuchungen ein Mittel gefunden, welches für die Herstellung einer entsprechenden Salbe ein wichtiger Bestandteil werden könnte, worauf weiter unter näher eingegangen wurde.

Des Weiteren wird von der schulischen Medizin die Meinung vertreten, dass es sich bei einem sekundären LÖD meist um eine chronische Erkrankung handelt, die nicht dauerhaft geheilt werden kann. Hier gilt es nähere Forschungen zu betreiben, wobei sich Fachmänner der Naturheilkunde mit denen der schulischen Medizin zusammensetzen müssen, um gemeinsam Therapieverfahren zu entwickeln sowie diese auf ihre Effektivität zu untersuchen. Die Bedeutsamkeit des Themenbereiches „Lymphsystem" nimmt mit zunehmender Erforschung dieses Feldes zu. Zudem stellt ein sekundäres Lymphödem eine hohe physische (Alltagsbelastung) und psychische Belastung für eine betroffene Person dar und geht mit einem erheblichen Verlust der Lebensqualität einher. Diese und weitere Argumente machen deutlich, dass das besagte Feld noch viel Forschungsbedarf aufweist. Im Sinne der Heilmedizin und der Wissenschaft, die sich durch Objektivität und Reproduzierbarkeit auszeichnet, ist es von höchster Notwendigkeit, dass die gespaltenen Bereiche, der schulischen Medizin und der Naturheilkunde, Schnittstellen bilden. Es ist nicht notwendig und auch nicht möglich beide Bereiche zu verschmelzen, die Bildung von Schnittstellen stellt dagegen die sinnvollste Lösung dar. Die verstärkte Bildung von Schnittstellen beider Parteien, sowie der Fokus auf diese und die Förderung dieser, könnte einen wesentlichen und notwendigen Entwicklungsschritt im Bereich der Heilkunde bedeuten und sollte von beiden Parteien angestrebt werden. Die Synergiepotentiale, die freigesetzt werden könnten, wenn Experten beider Fachbereiche gemeinsame Verbände gründen, in denen im Rahmen zahlreicher Symposien und Versammlungen die Erfahrungen der Experten der verschiedenen Bereiche ausgetauscht werden, sind zum aktuellen Zeitpunkt schwer einschätzbar. Sicher ist jedoch, dass es unvorstellbar ist, dass bei einem solchen Austausch von Best-Practices und Techniken keine positiven Ergebnisse hervorkommen. Es ist wichtig, dass sich die gespaltenen Bereiche zumindest in einer gemeinsamen Schnittstelle vereinen, um bei ungeklärten medizinischen Phänomenen auch die Erfahrung von Experten aus der Naturheilkunde mit in die Betrachtungen einzubeziehen. Abschließend, bleiben noch einige offene Fragen, die in im Zuge weiterer Arbeiten bearbeitet werden können. Diese Fragen sind:

1. Wie könnte man eine Salbe herstellen, die die gewünschten Funktionen erfüllt? (Tipp: Wirkstoff muss Lymphsystem anregen und die Salbe sollte einen Penetrationsverstärker beinhalten, der den Wirkstoff tief in die Haut transportiert.)

2. Seit wann gibt es diese scharfe Trennung zwischen der schulischen Medizin und der Naturheilkunde und wie wird diese gerechtfertigt?

Literaturverzeichnis

Bernsen, C. (2011). *Lymphödem bei Brustkrebs*. München: Uni-Med Verlag.

Bringezu, G., Schreiner, O. (2013). *Lehrbuch der Entstauungstherapie* (4. Aufl.). Berlin: Springer Verlag.

Dglymph.de (o.J.). *Geschichte der Lymphologie*: Zugriff am 11. Mai 2016 unter

http://www.dglymph.de/medizinische-informationen/geschichte-der-lymphologie/

Dr. med. Weingart, O., Dr. med. David, A., Medizinischer Dienst des Spitzenverbandes Bund der Krankenkassen e.V. (Hrsg.). (2015). *Liposuktion bei Lip- und Lymphödemen: Aktualisierung des Primärgutachtens vom 10.2011*. Essen: Medizinischer Dienst der Krankenkassen.

Faller, A., Schünke, M., (2012). *Der Körper des Menschen. Einführung in Bau und Funktion (16. Aufl.)*. Stuttgart: Thieme.

Földi, M., Földi, E. (2010). *Lehrbuch Lymphologie für Ärzte, Physiotherapeuten und Masseure/med. Bademeister* (7. Aufl.). München: Urban & Fischer Verlag.

Gültig, O., Miller, A., Zöltzer, H. (Hrsg.) (2016). *Leitfaden Lymphologie*. München: Urban & Fischer.

Herpertz, U. (2014). *Ödeme und Lympdrainage: Diagnose und Therapie von Ödemkrankheiten* (5. Aufl.). Stuttgart: Schattauer Verlag.

Huch, R., Jürgens, K. (2011). *Mensch. Körper. Krankheit (6. Aufl.)*. München: Urban & Fischer.

Johansson, K., Holmström, H., Nilsson, I. (2003). *Breast cancer patients' experiences of lymphoedema. Lund University Hospital Sweden.*

Kämmerer et. al. (2008). *Wirkprinzipien der Naturheilkunde*. München: Urban & Fischer.

Krebshilfe.de. (2016). *Krebszahlen*: Zugriff am: 19. Juni 2016 unter

http://www.krebshilfe.de/wir-informieren/ueber-krebs/krebszahlen.html

Matthias F. Schneider, S. W. Schneider: *Der von Willebrand-Faktor: ein intelligenter Gefäßkleber*. In: *BIOspektrum*. Jg. 14, Nr. 2. Spektrum 2008

Melchert, D. et. al. (2008). *Naturheilverfahren. Leitfaden für die ärztliche Aus-, Fort- und Weiterbildung* (1. Aufl.). Stuttgart: Schattauer Verlag.

Morgan, P., Murray, S., Moffatt, C. (2011). *The experience of patients with lymphoedema undergoing a period of compression bandaging in the UK and Canada using the 3M™ Coban™ 2 compression system.* Crookham Village.

Prilet, K. (2003). *Naturheilkunde ist Naturwissenschaft. Gesundheit und Heilung durch das Prinzip der Auslese im Turnover der Proteine.* Freiburg: Kager Verlag.

Pritschow, H., Schuchhardt, C. (2014). *Das Lymphödem und die Komplexe Physikalische Entstauungstherapie: Ein Handbuch für die Praxis* (4. Aufl.). Köln: Viavital Verlag.

Schade, K. (2016). *Leben mit dem Lymphödem. Erfahrungen und praktische Tipps für Betroffene und Interessierte.* Hamburg: Tredition.

Schingale, F. J. (2007). *Lymphödeme und Lipödeme: Diagnose und Therapie. Ein Ratgeber für Betroffene* (3. Aufl.). Hannover: Schlütersche Verlag.

Schmiedel, V., Augustin, M. (2012). *Leitfaden Naturheilkunde. Methoden, Konzepte und praktische Anwendung.* München: Urban & Fischer.

Stehlow, W. (2012). *Hildegard-Heilkunde von A-Z. Kerngesund von Kopf bis Fuß.* Heidelberg: Springer.

Siewert, A. (2003). *Pflanzliche Antibiotika. Geheimwaffen aus der Natur.* Stuttgart: Schattauer Verlag.

Treben, M. (1980). *Gesundheit aus der Apotheke Gottes. Ratschläge und Erfahrungen mit Heilkräutern.* Wien: Wilhelm Ennsthaler Verlag.

Watts, T., Davies, R. (2016). *A qualitative national focus group study of the experience of living with lymphoedema and accessing local multiprofessional lymphoedema clinics.*

Wanchai, A., Steward, E., Armer, J. (2011). *Experiences and management of breast cancer-related lymphoedema: a comparison between South Africa and the United States of America.*

Wittlinger, A., Wittlinger, D., Wittlinger, H. (2009). *Manuelle Lymphdrainage nach Dr. Vodder* (1. Aufl.). Stuttgart: Thieme Verlag.

Zuther, E., J., Norton, S. (2013). Lymphedema Management. The Comprehensive Guide for Practitioners. Stuttgart: Thieme.

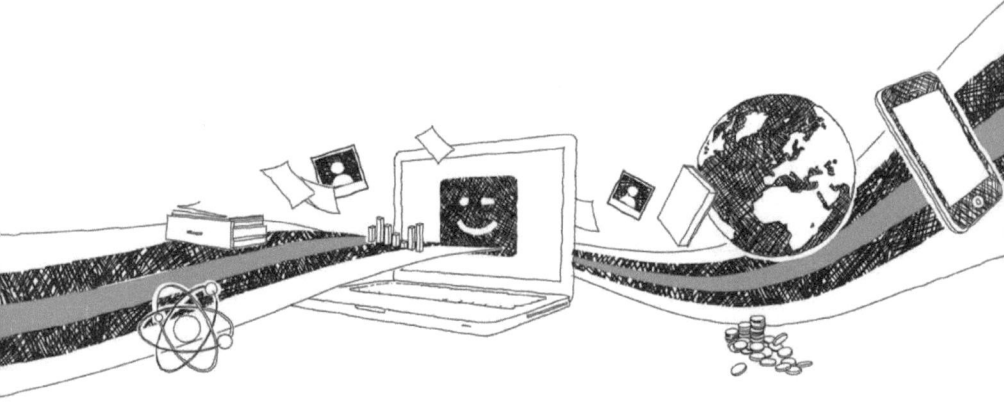
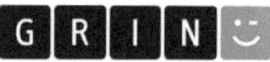